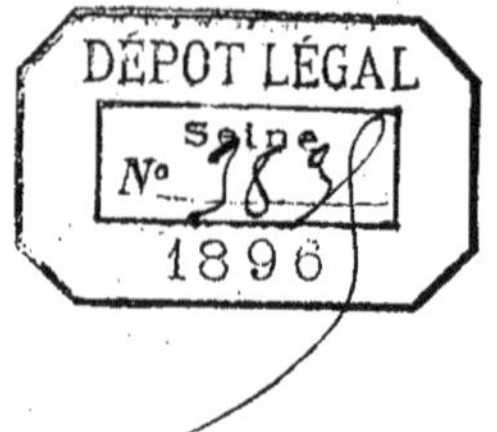

MÉMOIRES

KYSTES HYDATIQUES DU BASSIN CHEZ LA FEMME

SALPINGITE DOUBLE A ÉCHINOCOQUES

Par J.-A. DOLÉRIS

Ce mémoire a pour but de mettre en relief un cas fort rare, que la littérature médicale ne paraît pas avoir encore enregistré, si du moins nos recherches bibliographiques sont exactes.

Il s'agit d'une tumeur volumineuse occupant le bassin, la région sous-ombilicale de l'abdomen et dépassant l'ombilic d'une façon notable. Elle était constituée exclusivement par les deux trompes converties en deux énormes boudins, longues l'une de 57 cm. et l'autre de 53 cm., ayant l'aspect et le volume d'un gros intestin, à parois épaisses, bosselé et distendu par places. Les circonvolutions de la tumeur adhéraient intimement entre elles par leurs surfaces contiguës et enveloppaient l'utérus presque entièrement. La cavité était remplie de poches hydatiques. — Sauf l'épiploon, qui était parsemé de rares nodules gris jaunâtre ressemblant beaucoup à certains kystes à échinocoques morts ou dégénérés, il n'y avait point trace de tumeur du même genre dans la cavité abdominale, aussi soigneusement que nous ayons pu en pratiquer l'exploration directe.

N'ayant point à traiter l'historique de la question spéciale, puisqu'elle n'en comporte pas, il nous paraît néanmoins utile de rappeler, dans un aperçu sommaire, les connaissances acquises sur les kystes hydatiques du bassin et des organes génitaux de la femme.

Il nous a semblé nécessaire de fouiller minutieusement dans la littérature médicale, afin de nous assurer que *les échinocoques de la trompe* n'y sont point signalés.

I

Les auteurs classiques que nous avons parcourus sont muets sur ce point. Le travail de recherches parmi les écrits français, concernant les kystes hydatiques du bassin, se trouve, sauf pour les vingt dernières années, simplifié par la lecture d'un mémoire intéressant publié par le Dr Villard de Guéret, ancien interne des hôpitaux de Paris, dans les *Annales de Gynécologie* de 1878. Ce mémoire est intitulé : *Considérations cliniques sur les kystes hydatiques du petit bassin chez la femme.* L'auteur publie une observation personnelle, et les plus laborieuses recherches lui ont permis d'en adjoindre douze publiées depuis l'année 1817.

En voici le tableau :

NUMÉROS	AUTEURS	AGE	ORIGINE ET SIÈGE DU KYSTE	
1	Basset	30 ans	ovaire	*Bull. de la Soc. anat.*, 1832.
2	Dubois et Boivin	?	id.	*Revue médicale*, 1838.
3	Obre	?	tissu sous-péritonéal	*Trans. of. Path. Soc.*, 1854.
4	Charcot	?	id.	*Mém. Soc. de Biologie*, 1852, t. IV.
5	Leudet	72	id.	*C. R., Société de Biologie*, 1856.
6	Park	?	id.	*Trans. méd. chirurg.*, 1817.
7	Blot	24	cloison recto-vaginale	*C. R., Société de Biologie*, 1859.
8	Roux	38	id.	*Journ. de méd. de Sédillot*, 1828.
9	Barré	30	id.	*Bull. de la Société anat.*, 1828.
10	Turner	29	tissu sous-péritonéal	*Bull. gén. de thérap.*, 1848.
11	Trousseau	19	?	*Clin. médicale de l'Hôtel-Dieu*, t. III.
12	Bernutz	?	?	*Dict. de méd. et de chir. prat.*, art. Hématocèle.

Nous verrons que cette liste est loin d'être complète. Telle qu'elle est cependant, elle fournit un aperçu relatif à la fréquence proportionnelle des variétés de siège susceptibles d'être rencontrées. Cette proportion ne peut pas être considérée comme exacte et définitive, vu l'indécision qui règne sur les données anatomiques. Les kystes sous-péritonéaux fournissent le chiffre le plus élevé, sans qu'il soit possible de tirer de ce fait une conclusion pratique, quant au lieu d'origine de la tumeur qui n'est pas précisé

Nous passerons donc en revue les observations relatées dans les auteurs, englobées le plus souvent sous cette dénomination : « Kystes hydatiques du bassin », et nous rechercherons s'il est possible de rattacher quelques-uns de ces cas à celui qui fait le principal sujet de notre mémoire.

OBSERVATION XIII. — Après Villard, M. Porak a publié une observation nouvelle à la séance du 26 novembre 1883 de la société médicale du 6e arrondissement. C'est un cas de kyste hydatique du vagin transformé en abcès kystique qui fut incisé après un accouchement. La poche hydatifère s'énucléa par l'orifice d'incision. Porak, se référant sans doute à l'étude de Villard, pense que son cas est le treizième connu.

De nouvelles recherches ont conduit cet auteur à publier en 1884, dans la *Gazette hebdomadaire*, un travail plus complet sur les *kystes du petit bassin au point de vue de la dystocie*. Il y est question exclusivement des kystes hydatiques.

Les faits recueillis par M. Porak sont au nombre de seize. Dans ce nombre figure l'observation précédente de 1883, plus trois de celles qui sont mentionnées dans le mémoire de Villard (de Guéret). Les douze nouvelles sont les suivantes :

OBSERVATION XIV. (*Guéniot.*) — Kyste hydat. de la cloison recto-vaginale (*Bulletin de thérap.* 1866.) Ponction au moment du travail. Guérison.

OBSERVATION XV. (*Puchelt.*) — Kyste à plusieurs lobes ou diverticules occupant le bassin et l'abdomen : une poche dans la région hypogastrique ; quatre dans la cavité abdominale ; deux dans la *région tubo-ovarique*, une contre l'utérus, une dans le bassin adhérente au vagin, au rectum et à l'utérus au point qu'il eût été impossible de l'enlever sans déchirer les parois de ces organes. C'est à l'autopsie que furent découvertes ces 9 tumeurs, la femme ayant dû subir l'opération césarienne et ayant succombé. (*Muséum de la Société suisse*, vol. II, p. 211.)

OBSERVATION XVI. (*Birnbaum.*) — Tumeur multiple, occupant l'abdomen et l'excavation, et adhérente à l'utérus rétroversé. Ponction. Guérison. (*Monatschrift*, t. XXIV, p. 428.)

OBSERVATION XVII. (*Sadler.*) — Enorme kyste allant du foie au fond de l'excavation. — Dystocie. Opération césarienne. Mort. (*Monatsch.* t. XXV, p. 73.)

OBSERVATION XVIII. (*Wiener.*) — L'auteur a réuni dans un mémoire six observations ci-relatées à leur place, tirées pour la plupart de la pratique allemande. C'est le premier mémoire ayant trait à la dystocie liée à ces sortes de tumeurs.

Il en ajoute une personnelle. Tumeur pelvienne double, saillante dans le Douglas. Ponction. Cranioclastie. Mort de la femme. Il y avait en outre, un kyste mort du foie et des poches épiploïques. (*Arch f. Gyn.* t. II, p. 572.)

OBSERVATION XIX. (*Haussmann.*) — Ecrit un mémoire sur le même sujet. (*Art f. Gyn.* t. XII, p. 163.) — Il ajoute les deux cas suivants à ceux déjà connus :

Observation XX. (*Pauls.*) — Tumeur piriforme du septum vaginal. Ouverture du kyste par déchirure. Guérison. (*Birsch Hirschfeld. Lehrb. der Pat. Anat.* Leipzig, 1877, p. 1156.)

Observation XXI. (*Küchenmeister.*) — Kyste du septum vécico-utérin. Rupture spontanée. Déchirure de l'utérus. Mort de la parturiente. (*Birsch-Hirschfeld*, ibid. p. 1156.)

Observation XXII. (*Stadfeldt.*) — Mémoire (in *Obst. Journ. of Gr. Brit. and Ireland*, 1879) relatant les deux cas suivants :

Observation XXIII. (*Späth.*) — Kyste de l'excavation enclavant l'utérus. Ponction. Guérison. (*Œrtl. Bericht. der K-K. Geb. und Find. zur Wien*, 1864, p. 29.)

Observation XXIV. (*Pintos-Pasella.*) — Femme ayant succombé sans avoir été délivrée, après soixante-douze heures de travail. — Tumeur hydatique emplissant l'excavation et ayant creusé tous les os du bassin, entièrement. (*Corradi di ost. dell. Italia*, p. 1524.)

Observation XXV. (*Brill.*) — Kyste du Douglas adhérent au col utérin en arrière. Perforation spontanée après le travail. Guérison. (*Cent f. Gyn.* 1882, p. 399.)

Une des observations m'est personnelle et fut communiquée par moi-même à Porak pour son travail.

Observation XXVI. (*Doléris*, in Mém. de Porak, 1884.) — L..., femme M..., vingt ans, primipare, entre le 6 février 1883 à la clinique d'accouchement de la Faculté. Elle est au terme de sa grossesse, et le travail est régulièrement commencé (présentation du sommet).

En examinant cette femme, on constate, par le toucher vaginal, l'existence d'une tumeur du volume d'un œuf de poule à peu près, rénitente, paraissant néanmoins renfermer un contenu liquide, logée dans la paroi droite du vagin et allongée dans le sens de l'axe de ce conduit.

La tête ne progresse que très lentement à partir du moment de la dilatation complète, et il semble que la tumeur se laisse déprimer peu à peu ; la paroi en est très tendue.

Vu la lenteur de l'expulsion, et les battements du cœur fœtal devenant lents et irréguliers, on fait une application de forceps.

A peine l'instrument est-il placé, que l'utérus, excité par sa présence se contracte violemment, et, avant qu'une seule traction ait été exercée sur la partie fœtale, le kyste vaginal éclate brusquement. Le liquide jaillit au dehors et assez loin jusque sur l'opérateur et les aides ; il paraissait limpide.

On put recueillir une membrane blanche, d'aspect fibrineux, solide, unie, régulière, ressemblant absolument à une poche hydatique.

M. Doléris a examiné presque séance tenante cette membrane, et, sur la coupe microscopique, a retrouvé aussi nette que possible la striation régulière, indice de la superposition des lames parallèles et concentriques de la paroi kystique : c'était bien la texture classique des membranes des kystes hydatiques.

Il faudrait citer ici la thèse de Bröse (*Zur lehre v. d. ecchynoc. d. Weiblis. Beckens*. Inaug. Diss. Gœttingue, 1882) qui relate les faits recueillis dans la littérature médicale et ci-mentionnés.

Sécheyron, au congrès de l'Association pour l'avancement des sciences tenue à Toulouse en 1894, a publié en collaboration avec Péan un mémoire portant le titre de : *Kyste hydatique de l'utérus.*

Comme ceux qui l'ont précédé, il déclare que ces tumeurs sont des raretés pathologiques et, pour la plupart, des trouvailles d'autopsie, témoin les cas de Laennec (Obs. XXVII), Ferrand (Obs. XXVIII), celui de Barré (dans Villard.)

Le kyste hydatique est tantôt utérin primitivement, tantôt il est simplement juxta-utérin au début et se creuse ultérieurement un prolongement dans l'épaisseur de la paroi utérine.

Les kystes utérins primitifs ont été rencontrés, à l'occasion de phénomènes morbides coexistants, et non nécessairement indépendants du kyste.

Observation XXIX (*Jones*). — La tumeur coïncidait avec une rétroversion.

Observation XXX (*Thatcher*). — Il existait une inversion utérine.

Observation XXXI (*Péan*). — Coïncidence avec une rétention d'urine.

Les kystes primitivement juxta-utérins pénètrent l'utérus en creusant et amincissant sa paroi ; leur siège initial est dans les cloisons avoisinantes : Obs. de Brill citée ; Obs. de Küchenmeister citée.

L. Tait, dans son *Traité des Maladies des ovaires*, qui comprend aussi beaucoup de faits relatifs aux trompes de Fallope (traduction française, 1886), mentionne quatre observations de kystes hydatiques du bassin :

Observation XXXII. — Dans le premier cas, il s'agissait d'une première tumeur abdominale et d'une seconde tumeur saillante dans le cul-de-sac de Douglas qui fut ponctionnée et donna lieu à une péritonite. Des hydatides se frayèrent ultérieurement un passage par la vessie et l'urèthre. Tait croit que la tumeur pelvienne était *l'uretère distendu.*

Observation XXXIII. — Le deuxième cas fut pris pour un kyste multiloculaire très adhérent de l'ovaire, que l'on extirpa en partie et ne fut reconnu qu'à l'examen microscopique. La malade succomba. L'autopsie montra que tout l'abdomen était envahi ainsi que les muscles des parois, et le foie.

Observation XXXIV. — La troisième observation a trait à une jeune fille de 18 ans qui fut laparotomisée pour une tumeur abdomino-pelvienne très adhérente, puis pour un abcès pelvien (douleur vive et fièvre). Résection partielle et drainage. Malgré cela, la guérison fut complète et la malade resta définitivement guérie.

Observation XXXV. — La quatrième observation est celle d'une femme de 26 ans. Tait diagnostiqua un abcès volumineux ; pouls rapide et température élevée. Par la laparotomie il ouvrit un vaste sac hydatique qu'il vida et draina, sans chercher à en reconnaître le siège exact.

Tait dit : « Je ne sais pas quels étaient les rapports du kyste ; je ne sais qu'une chose, c'est qu'il était dans le péritoine et que les intestins y adhéraient. »

Bland Sutton dans son ouvrage intitulé *Surgical diseases of the ovaries and Fallopian tubes*, publié en 1891 à Londres, consacre un court chapitre aux kystes hydatiques du bassin à propos du diagnostic différentiel des affections tubo-ovariennes.

Il parle des kystes de ce genre dans le foie, le grand épiploon et le ligament large. Les tumeurs semblables, primitivement développées dans l'ovaire, sont inconnues, dit-il. Il a cependant trouvé une pièce anatomique au musée de Saint Bartholomew's Hospital, mais il est impossible par l'examen de décider s'il s'agit d'un kyste hydatique de l'ovaire ou d'un kyste adhérent à l'ovaire.

Voici la note jointe à la pièce :

Observation XXXVI. — Portion d'un large kyste adhérent à l'ovaire. Membranes de quelques-unes des hydatides qu'il contenait. — La plus grande partie de la poche est composée d'un tissu fibroïde dense, mais quelques points de ses parois sont aussi durs que du cartilage et renferment des petites plaques de consistance semi-osseuse. La femme sur laquelle a été enlevée la pièce, avait, en outre, des kystes hydatiques dans l'épaisseur de l'os iliaque, dont les parois étaient distendues au point de former une vaste cavité qui se prolongeait dans l'épaisseur du sacrum et dans l'intérieur du canal vertébral. C'était une femme âgée, qui mourut par suite de la suppuration de quelques-uns des kystes. La maladie avait été très longue.

Observation XXXVII. — Le même auteur rapporte encore un cas observé par Oldham en 1861 à Guy's Hospital, qui ne se trouve point mentionné ailleurs et qui est d'ailleurs discutable. La tumeur abdominale avait évolué pendant quatorze ans. Croyant à un kyste ovarique, Oldham le ponctionna et en retira sept pintes d'un liquide dont l'examen n'est point mentionné. La tumeur se reforma de nouveau. L'auteur signale que les signes objectifs n'étaient point tout à fait ceux des kystes de l'ovaire. Il ajoute même qu'il perçut une sorte de frémissement semblable à celui des kystes hydatiques, par la palpation alternative combinée avec l'ébranlement de la tumeur. La malade ayant guéri, le diagnostic ne fut jamais vérifié.

Ces deux faits confirment Bland Sutton dans son opinion qu'il n'existe pas de hystes hydatiques primitifs de l'ovaire.

Il admet, ai-je dit, les kystes sous-séreux de l'utérus, quoiqu'il les regarde comme extrêmement rares.

Voici le cas qu'il produit à l'appui de son affirmation ; il est dû au Dr A.-A. Altormyan d'Aleppo dans le nord de la Syrie.

Observation XXXVIII. — Une femme mariée, âgée de 35 ans, se présenta à ce médecin avec une tumeur abdominale. Il trouva, en effet, une tumeur vaguement arrondie, un peu mobile, du volume de la tête,

Elle ne lui parut pas en connexion avec l'utérus, mais plutôt de nature ovarique. Il proposa l'opération. Quatre mois plus tard, la malade retourna près de lui. La tumeur était alors deux fois plus grosse qu'au premier examen; elle était douloureuse et affectait une situation médiane. La femme consentit à l'opération. A l'ouverture de l'abdomen, la tumeur apparaît fixée par quelques adhérences faciles à détacher. Le trocart laisse écouler un liquide clair couleur paille. *Le pédicule naissait dans la substance même de l'utérus.* Il fut cerné par une ligature élastique et traité par la méthode intra-péritonéale. La tumeur était revêtue d'une paroi épaisse formée du fond de l'utérus, juste au-dessus de la naissance de la trompe de Falloppe gauche. En dedans de la paroi utérine on trouva une membrane épaisse, laminée, homogène, élastique, offrant un tremblottement singulier Le kyste contenait environ une douzaine de vésicules hydatiques et quelques parcelles granuleuses. On découvrit au microscope des crochets et des bourgeonnements sur la membrane limitante interne. La femme guérit.

Martin, de Berlin, dans son récent ouvrage sur les *maladies de la trompe* (Leipzig 1895), dit à propos du diagnostic différentiel, p. 123: Dans une de mes observations, relatives aux échinocoques du péritoine, « les conglomérats multiples libérés de la poche kystique se recouvrent d'une autre poche dans le Douglas. Ils simulent, dans ce cas, une tumeur de l'ovaire accolée à la face postérieure d'un scato-salpinx, comme j'ai eu l'occasion de le constater par la cœliotomie. »

C'est tout ce que contient ce volume sur les échinocoques de la cavité pelvienne.

Passant des auteurs classiques et des ouvrages spécialement écrits sur les maladies de la trompe en Allemage et en Angleterre, aux mémoires et aux publications relatifs aux kystes hydatiques du bassin et des organes génitaux de la femme, nous trouvons des documents assez nombreux; mais, comme dans le cas précédent rien qui se rapporte aux hydatides des trompes.

Déjà, avant le mémoire de Porak il avait été écrit sur les échinocoques de la cavité pelvienne de la femme un important mémoire de Freund (1880), publié dans ses *Gyn. Clin.* p. 299, et précédé d'un travail ayant même titre, relaté dans les *Arch. f. Gyn.*, 1880, t. XV, p. 354.

Il y est question de *dix-huit* observations sur lesquelles les détails topographiques sont forcément insuffisants, toutes observées par l'auteur, dix à l'autopsie, huit après ponction.

Il s'agit, dans un cas, d'une femme mariée de 45 ans, dans un état cachectique avec de la fièvre à forme rémittente et une difficulté extrême de la défécation et de la miction. Il y avait eu, pendant plusieurs mois, de la douleur pelvienne avec paralysie et œdème de la jambe droite. Il existait une tumeur logée dans le côté droit du bassin et ayant déplacé les viscères adjacents. On découvrit un point fluctuant au-dessus de l'échancrure sciatique; une ponction donna issue à un liquide d'odeur fétide. Une incision pratiquée dans la paroi pelvienne révéla une colonie d'échinocoques en suppuration dans le tissu connectif du côté droit du bassin, qui avait fusé à travers la grande échancrure sciatique jusque dans la fesse.

Dans un autre cas de Freund, il s'agit de kystes vésiculaires sous-séreux parsemés dans toute la cavité abdominale, chez une fille débile de 22 ans. Il y en avait sur le foie, sur la rate, dans le grand épiploon, le méso-colon et le tissu conjonctif du bassin.

Freund fournit une planche représentant la coupe des ligaments larges pleins de kystes; cette planche se trouve reproduite dans le livre de Bland Sutton.

L'ensemble des dix-huit cas de Freund, joint aux trente-huit consignés par nous, jusqu'ici, forment déjà un total de 56.

J'emprunte encore à Bland Sutton une observation douteuse tirée de Cullingworth (*Trans. Obst. Society London*, vol. XXX, p. 202).

Observation LVII.—Une femme de 23 ans vint consulter Cullingworth pour une tumeur abdominale. Elle se croyait enceinte. Ayant eu un premier enfant pendant la gestation duquel les règles s'étaient normalement produites, elle n'attachait aucune importance à ce qu'elle les voyait apparaître régulièrement cette fois encore. La tumeur était à peu près sphéroïdale et s'étendait à égale distance de la symphyse et de l'appendice xyphoïde. Il y avait de la fluctuation et un bruit de souffle synchrone au pouls, très distinct dans la région iliaque gauche. Un matin, en s'asseyant brusquement sur son lit, elle fut prise d'une violente douleur abdominale, et l'abdomen, qui était jusque-là très tendu, s'assouplit subitement. Quelques semaines plus tard il se distendit de nouveau, mais c'était cette fois un épanchement ascitique.

L'abdomen fut ouvert, six pintes de liquides évacuées, et l'utérus ou ce qui semblait être l'utérus était distendu comme dans une grossesse de cinq mois. On ne découvrit rien du genre d'un kyste rompu ou qui pût expliquer le collapsus récent. La femme mourut onze jours après l'opération. A l'autopsie, on trouva l'utérus de volume normal, et ce qu'on avait pris pour lui était un sac à parois épaisses *avec l'utérus inclus dans sa paroi antérieure.*

Le sac sectionné laissa échapper un liquide gélatineux, épais, opalescent, avec des membranes parcheminées. Aucun vestige de fœtus. La paroi interne était blanchâtre et lisse. Un comité fut chargé d'en faire l'examen et fournit un long rapport.

Le kyste avait séparé entièrement les feuillets du ligament large gauche et pénétré dans la partie inférieure du ligament large droit.

La paroi du kyste était composée d'une couche externe fibreuse, une couche moyenne de fibres musculaires bien développées et une couche interne de nature conjonctive.

Le comité ne se prononça point, mais Bland-Sutton se croit en droit de conclure, des détails cliniques, anatomiques et histologiques, qu'il s'agissait *d'un kyste hydatique dégénéré ou stérile du ligament large.*

Si maintenant, nous résumons les documents épars, que nos recherches nous ont fait rencontrer, nous en trouvons d'anciens déjà, et d'autres assez récents.

Ici les classiques nous ont fourni la trace de quelques observations.

OBSERVATION LVIII (*Puistienne*). — Il y a dans le mémoire de Puistienne (1867), consacré aux tumeurs enkystées du petit bassin chez la femme, un cas de kyste hydatique développé dans le septum vésico-utérin, avec figure.

Le même auteur rapporte l'observation d'une tumeur semblable développée dans l'épiploon, prise pour un kyste ovarique multiloculaire, chez une fille de 23 ans. Ponction du kyste, mort.

OBSERVATION LIX (*Panas*). — Autre cas de Panas dans lequel un kyste volumineux s'étendant de l'hypochondre à la fosse iliaque fut pris pour un kyste ovarique, fut ponctionné, suppura abondamment et guérit.

OBSERVATION LX (*Michon*). — Observation de Michon, qui, en 1860, traita un kyste situé d'une façon analogue, abdomino-pelvien, par l'ouverture lente au moyen de la potasse caustique. La malade guérit.

Nous passons les indications vagues et très brèves fournies par Courty, Cazeaux, Dugès etc., où rien de personnel et de nouveau n'est signalé.

OBSERVATION LXI (*Rein*). — Kyste hydatique du grand épiploon compliquant une grossesse. Laparotomie. Guérison. (*Société médicale de Kiew*, 15 novembre 1886.)

OBSERVATION LXII (*Dinard*). — Tumeur hydatique de la fosse iliaque compliquant une grossesse. Au moment du travail, la tumeur descend dans la cavité vaginale où elle est ponctionnée. L'accouchement se termine normalement; l'opérée meurt d'infection. (*Journal des sages-femmes*, 16 avril 1887.)

OBSERVATION LXIII (*Bouilly*). — Femme de 35 ans. L'affection débute par des hydatides pulmonaires rejetées par vomiques. Tumeur abdominale sous-ombilicale. Tumeur analogue saillante dans le Douglas. Le diagnostic étant établi, laparotomie; kyste hydatique du grand épiploon; kystes adhérents du petit bassin. Ceux-ci sont difficiles à extirper; on n'y arrive qu'en décollant avec l'ongle, et non sans rompre quelques poches. Guérison. (*S. de Ch.*, 20 juillet 1887.)

OBSERVATION LXIV (*Tillaux*). — Gros kyste du grand épiploon, diagnostiqué par le frémissement hydatique. (Même séance.)

OBSERVATION LXV (*Dohrn*). — Kyste épiploïque abdomino-pelvien pris pour un fibrome pédiculé de l'utérus. Laparotomie, guérison. (*Centr. f. Gyn.*, n° 9, 1886.)

OBSERVATION LXVI (*Martin*). — Fille de 26 ans. Masses multiples sous-péritonéales, abdomino-pelviennes, engagées entre le rectum, le vagin et les feuillets des ligaments larges. Kystes épiploïques et mésentériques. Organes génitaux absolument sains. Laparotomie, mort tardive, subite. A l'autopsie, on trouve deux kystes hydatiques du foie. (*Soc. de Gyn. de Berlin*, 11 janvier 1889.)

**

OBSERVATION LXVII. (*Schmidt*, de Cologne.) — Kyste à échinocoques du mésocolon descendant. Opéré, guérison. (*D. Méd. Woch.*, 1891, n° 8).

OBSERVATION LXVIII. (*Thomas Wallace.*) — Double kyste hydatique du bassin. Femme de 39 ans, stérile, souffrant depuis six ans, sans troubles menstruels, avec un utérus de volume normal. Une des tumeurs est développée dans la fosse iliaque droite, l'autre derrière l'utérus directement. On diagnostique un kyste ovarique. Laparotomie. Le kyste du Douglas est à contenu épais, jaunâtre, ressemblant à du jaune d'œuf concrété. Mort par septicémie le 4e jour. On n'a pas fait de drainage abdominal (*Société méd. de Cardif*, 7 février 1890. *Brit. M. J.* 22 fév. 90).

OBSERVATION LXIX. (*Marsh.*) — Femme de 24 ans, récemment mariée. Tumeur allant à l'ombilic. Signes subjectifs de grossesse, vomissements, malaises, douleurs. Diagnostic : grossesse ectopique. — Dilatation digitale du col utérin, issue d'hydatides, évacuation de la tumeur en entier par le curettage. Guérison (*N. J. Méd. Jour.*, septembre 1888).

OBSERVATION LXX. (*Bantock.*) — Femme de 24 ans. — Diagnostic : kyste ovarique droit. Kystes épars sur l'utérus, les ligaments larges et le foie (*Brith. Méd. J.*, 16 mars 1889).

OBSERVATION LXXI. (*Brely.*) — Kyste hydatique utérin. Cas vaguement décrit (Ass. méd. de l'Ontario, *Méd. Rec.* 7 juillet 1888).

OBSERVATION LXXII. (*Potocki.*) — Femme de 28 ans, stérile, accidents péritoniques. Tumeur de la moitié inférieure de l'abdomen, immobile; parties mobiles. — Autre incluse dans le Douglas. Ponction par le vagin, suppuration, mort. A l'autopsie, kystes hydatiques multiples, adhérents, nombreux. — Un kyste semblable ovarique (*Progrès médical*, 2 octobre 1886).

OBSERVATION LXXIII. (*D. Thiéry.*) Femme de 46 ans. Tumeur hydatique du foie, diagnostiquée après ponction, par Verneuil. Tumeur abdomino-pelvienne, diagnostiquée cependant : kyste *ovarique* simple. Durée de la maladie très longue, 11 ans. depuis le diagnostic établi. Morte non opérée. Autopsie : kyste hépatique; quatre poches épiploïques; une *méso-cæcale*. L'ensemble des tumeurs formait une masse énorme, pesant plus de 20 kilogrammes.

« Enfin, vers le petit bassin, quatre kystes bien nets et qui *semblaient* « *dépendre d'une dilatation des trompes et de l'ovaire*, mais qui, en réalité, « ne sont, ainsi que nous le montre M. Poirier, que des kystes devenus « libres dans le péritoine et tombés, l'un dans le cul-de-sac de Douglas « où il a contracté quelques adhérences, deux dans les culs-de-sac péri- « tonéaux para-ovariens ; enfin, le quatrième s'est insinué profondément, « en refoulant le péritoine sur les parties latérales droites de l'utérus et « du rectum, et y a acquis le volume des deux poings. » (*Société anatomique*, 12 avril 1889.)

Si l'on se réfère maintenant aux statistiques, on trouve que la rareté des échinocoques du bassin s'y affirme nettement; les salpingites de cette espèce n'y sont pas mentionnées plus qu'ailleurs.

Rein a étudié particulièrement la fréquence des kystes

épiploïques et en a fait un relevé aussi complet que possible.

Virchow, sur 4770 autopsies, trouve 33 kystes hydatiques dont 2 du grand épiploon — Spencer-Wells, Geissel, Witzel, Trendelenburg, Thornton, Olshausen, Slawjanski, Freund, fournissent chacun un cas : total huit, traités par la laparotomie.

Lawson Tait. — Trois cas.

Péan — Un cas, dans le mésentère, sur 445 laparotomies.

OBSERVATION LXXIV. (*Runge- Veit*). — Un cas.

OBSERVATION LXXV. (*Wilde*). — Un cas.

OBSERVATION LXXVI. (*Armandale*). — Un cas.

OBSERVATION LXXVII. (*Schneider*). — Un cas, pris pour un kyste ovarique ; cela fait un total de *dix-huit* cas particulièrement signalés; mais il en existe nombre d'autres analogues qui se peuvent ranger sous cette rubrique de *maladie hydatique* du péritoine, comme l'a étudiée W. Jenner.

II

Nous arrivons maintenant à l'observation principale de ce travail, le cas unique de *kyste hydatique des trompes*.

OBSERVATION LXX. (*Personnelle.*) —

Mme J..., originaire des Basses-Pyrénées, est âgée de 36 ans.

De santé florissante et d'un embonpoint assez marqué pendant sa jeunesse, elle fut réglée à 12 ans. Ses règles étaient abondantes et duraient huit jours pleins.

Vers l'âge de 17 ans, elle souffrit de quelques douleurs abdominales qui furent jugées de nature nerveuse par le médecin du pays. Elle avait aussi de fréquentes migraines.

Quoique fille de boucher, jusqu'à son mariage elle n'avait été que peu en contact avec des animaux, notamment des chiens et des bestiaux.

Elle se marie à 24 ans, il y a douze ans de cela, avec un boucher. On abat chez lui presque journellement des veaux et des moutons; il y a deux chiens bull-dogs à la maison. Vers la fin de la première année de son mariage, elle est prise de douleurs abdominales continues, et parfois d'une violence extrême, qui l'obligent de se coucher souvent au milieu de la journée. Ces douleurs reviennent à tout moment, d'abord avec les époques, puis sans coïncidence avec les règles.

Au bout de quelques mois, il se produit de la constipation et de la dysurie. La malade ne peut pas uriner et reste plusieurs jours sans aller à la selle. Jamais elle n'a rendu de cucurbitins de ténia, ou mangé de viande crue, ni même mangé de viande avec excès. Elle consulte de nombreux médecins, qui restent muets sur le diagnostic.

D..., de Pau, lui découvre une tumeur, il y a huit ans environ, et en raison, sans doute, des pertes menstruelles très abondantes, lui administre pendant de longs mois du seigle ergoté. Elle maigrit et souffre toujours, mais ses règles diminuent.

Les consultations médicales se succèdent; la tumeur est reconnue et très diversement appréciée naturellement. On pense à un kyste fœtal, à une grossesse ectopique, à des fibromes, etc. Elle a augmenté, d'ailleurs, assez rapidement pendant les cinq ou six dernières années. La malade raconte qu'elle sentait fort bien elle-même des saillies sous la paroi abdominale. Le Dr F..., de Pau, conseille les eaux de Salies-de-Béarn. Mme J... y va plusieurs annees de suite; elle y fait sa dernière cure en 1894. A ce moment, le ventre était devenu très volumineux. Après Salies, les douleurs s'atténuèrent notablement. Elles ne revenaient que par intervalles, et toujours de plus en plus faibles. Mais, le ventre augmentant toujours de volume, et désireuse de se débarrasser de sa tumeur, la malade vient me consulter en septembre dernier 1895.

Je trouvai, au toucher, le col utérin petit et ferme, repoussé très haut et en avant derrière la symphyse pubienne. Il est impossible de rien sentir du corps. Inutile de dire que la malade est stérile. Le cul-de-sac de Douglas est déprimé vers le vagin, où il fait une saillie prononcée. Il est rempli par une tumeur dure, rénitente, assez régulière.

Du côté du ventre, je trouve une tumeur très bosselée, irrégulière, remplissant le bassin, dépassant l'ombilic, remontant jusqu'à l'épigastre et paraissant avoir le volume d'un utérus gravide à sept mois environ. La consistance de la tumeur est d'une dureté élastique. Les parties nodulaires que le palper perçoit sont très superficiellement placées; elles déforment même la paroi abdominale à droite et à gauche. Elles jouissent partiellement d'une mobilité relative, tandis que la masse intra-pelvienne est fixe et impossible à déplacer.

Le cathétérisme de l'utérus donne 8 cm. 1/2.

Le facies est coloré. L'état général est bon; la miction et la défécation sont redevenues aisées depuis deux ans. Les règles diminuent toujours, sans avoir cessé.

Ne pouvant songer à une tumeur maligne de l'ovaire, seule tumeur capable de présenter de semblables apparences, je diagnostiquai un fibrome multinodulaire, avec des masses énucléées vers le péritoine, ce qui expliquait le peu de dimension de l'utérus. La modération du flux menstruel s'expliquait par l'énucléation des tumeurs hors de l'utérus lui-même et par la possibilité d'une dégénérescence des ovaires.

Je proposai l'ablation de la tumeur.

La malade vient à Paris au bout de six mois.

Il me semble que le ventre a encore augmenté.

Rien d'autre n'est survenu; les douleurs ne sont pas plus fortes.

Opération le 24 *mars* 1896. — En incisant le péritoine, on trouve des adhérences multiples et étendues du tablier épiploïque avec la tumeur; celui-ci la recouvre entièrement, la pénètre par endroits et s'enfonce principalement, en se confondant avec elle, vers la fosse iliaque droite et le même côté du bassin. La tumeur, d'aspect bosselé, offre par places l'aspect de circonvolutions intestinales et ne présente aucune adhérence avec le péritoine pariétal sur la ligne médiane, mais il en existe sur les côtés vers les fosses iliaques.

La tumeur occupe tout le petit bassin et remonte jusqu'à l'épigastre. Elle est d'une exploration extrêmement pénible, il y a en effet des adhérences partout; à droite surtout, avec le cæcum et l'appendice vermiculaire en bas, avec le rectum, en avant avec la vessie qui est fortement repoussée à gauche, et le fond du corps utérin.

Ces adhérences sont disséquées et incisées une à un au bistouri, ou au thermocautère, quand elles paraissent par trop vasculaires; on fait un grand nombre de ligatures hémostatiques.

La résistance principale avait lieu sur chaque côté, au niveau des ligaments infundibulo-pelviens. La section des ligaments y compris les vaisseaux utéro-ovariens, a été faite après double ligature. Les veines sont très dilatées. Dès lors le dégagement s'est opéré avec moins de difficulté. Toutefois il a été nécessaire de gratter énergiquement de l'ongle en s'aidant des ciseaux, pour désinsérer les lobes qui étaient

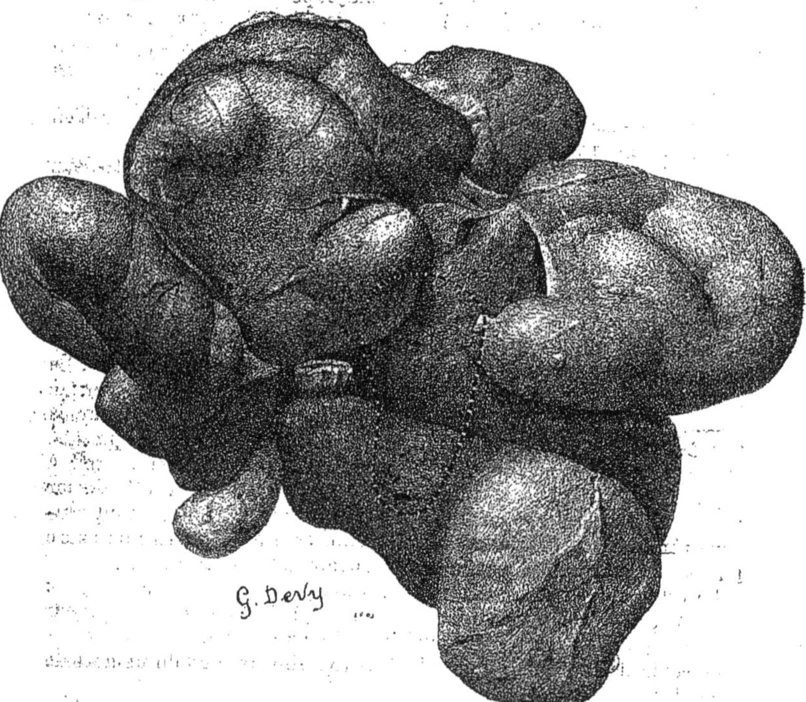

Fig. 1. — *Ensemble de la tumeur. — La ligne pointillée indique la position de l'utérus. Les extrémités utérines des trompes sont liées.*

plus particulièrement logés dans l'épaisseur des ligaments larges. Cette manœuvre a été faite alternativement des deux côtés.

L'utérus est recouvert en totalité par le néoplasme et il faut l'en séparer lentement et minutieusement, surtout en arrière. On l'amène ainsi à l'extérieur encapuchonné par la tumeur. Les adhérences unissant celle-ci au fond de l'utérus étant extrêmement résistantes, et comme finalement il n'y avait plus qu'elles pour empêcher l'ablation de la masse, on incise tout le fond de l'utérus, après avoir saisi le corps dans un clamp fortement serré; on lie les trompes préalablement isolées, à leur insertion utérine, et on les incise également; cautérisation au thermocautère de la surface saignante de l'utérus et du Douglas.

La vessie complètement déviée vers la gauche se trouve disséquée; entièrement séparée de ses attaches pelviennes, elle retombe au fond du bassin. On la remet en place aussi exactement que possible et on la suture circulairement à la paroi pelvienne au moyen d'un long surjet au catgut.

La tumeur une fois enlevée, il est procédé à une toilette minutieuse de la cavité au moyen d'éponges. La quantité de sang perdue a été très minime; il y a très peu de caillots dans le petit bassin qui est nettoyé très rapidement, on fait une suture en surjet pour réunir les deux lèvres du péritoine pariétal sectionné à l'insertion des ligaments larges; on place une ligature élastique sur le moignon utérin qui est pédiculisé.

Le pédicule très étroit est fixé à la paroi; on fait un court drainage avec une mèche de gaze iodoformée de dix centimètres de long.

Tumeur. — La tumeur a une forme bizarre, elle ressemble assez bien à un amas d'anses intestinales très distendues.

Elle pèse environ deux kilogrammes, son diamètre est de trente-deux centimètres dans sa plus grande largeur, vingt-huit dans sa plus petite,

Elle est constituée par les deux trompes utérines énormément distendues et développées, et remplies de vésicules hydatiques; après avoir disséqué les adhérences réunissant les différentes anses formées par les trompes enroulées à la façon de l'intestin, on arrive à séparer nettement chacune d'elles.

La trompe droite mesure cinquante-sept centimètres, la gauche cinquante-trois, soit une longueur de un mètre dix pour les deux. La distension des deux conduits s'arrête à trois centimètres de l'insertion utérine pour la trompe gauche, de un centimètre environ pour la trompe droite. La coloration générale est blanche, nacrée, presque transparente par places; la consistance très élastique; on perçoit à merveille le frémissement hydatique. Les parois sont d'épaisseur variable, tantôt minces comme l'intestin distendu, tantôt offrant plusieurs millimètres d'épaisseur. De chaque côté et en arrière de l'anse formée par chaque trompe, se trouve l'ovaire d'apparence saine.

La tumeur, à sa partie antéro-inférieure, présente une sorte de loge: c'est à cet endroit que se trouvait encastré l'utérus, que la tumeur coiffait en quelque sorte. Une incision faite au cours de l'opération sur une partie de la tumeur a permis d'en extraire un certain nombre de vésicules.

Le péritoine formant les adhérences, ainsi que l'épiploon, étaient remplis de petites tumeurs vésiculeuses de la grosseur d'un pois et contenant des matières graisseuses; au microscope on y trouve, en outre, l'aspect caractéristique de membranes hydatides, sans crochets. Suites opératoires normales.

Avant d'envisager cette observation par comparaison avec celles qui ont été relatées ci-dessus et tirer quelques déductions de cette étude, il nous paraît utile d'y adjoindre deux cas nouveaux d'hydatides du bassin, qui porteront à *quatre cas* notre contribution personnelle dans ce travail.

Observation LXXIX. — En 1889 j'ai opéré une femme d'une quarantaine d'années pour une tumeur du ligament large gauche du volume d'une grosse pomme. La paroi de cette tumeur, épaisse, nacrée, avait la structure des kystes hydatiques. Le contenu était louche, puriforme, bien que la malade n'eût présenté aucun signe de suppuration.

La structure était striée et caractéristique. La poche se prolongeait vers le vagin et avait décollé en partie le septum utéro-vaginal. L'énucléation en fut fort aisée et se fit avec l'index, sans aucun effort. Il n'existait pas de pédicule. La malade guérit complètement.

OBSERVATION LXXX (*personnelle*). — Ce cas m'a été communiqué par mon ami le Dr Laurens (de Montpezat). Au commencement de l'année 1895, un confrère, le Dr Lasbats (de Lembeye), fut appelé par une femme en travail. La tête ne s'engageant pas, il fit plusieurs tentatives d'application de forceps, sans succès, et appela le Dr Laurens. Une dernière tentative fut faite. Dès les premières tractions un peu énergiques, on constata que l'anus bombait énormément et qu'une tumeur à paroi grisâtre tendait à faire saillie à l'orifice anal. On continua les tractions pour accentuer la sortie dea cette masse qui se fit en même temps que celle de la tête. Elle fut ensuite extraite du rectum et le pédicule fut entouré d'une solide ligature à la soie. Le liquide était puriforme. L'accouchement se termina heureusement. Jamais la malade n'avait éprouvé de symptômes en rapport avec un abcès pelvien. La paroi du kyste était épaisse, uniforme, rappelant celle du kyste hydatique. Ce cas, bien que la preuve histologique de sa nature n'ait pas été faite, ressemble tellement par l'examen des pièces aux cas analogues, celui de Guéniot entre autres, que nous n'hésitons pas à l'ajouter à la série de seize que contient le mémoire de Porak.

Origine. — L'origine des kystes à échinocoques est le sang ; telle est du moins l'opinion générale. C'est par la circulation que les parasites sont transportés en divers points de l'organisme.

Dire comment naissent spécialement ceux des organes génitaux, utérus, ovaire, trompe, ligaments larges, ligaments ronds, etc., cloison recto-vaginale, etc., ou plutôt s'ils ont une pathogénie à part, est fort difficile.

Tait n'hésite pas à croire que l'invasion du péritoine par les hydatides se produit presque toujours par la rupture d'un sac du foie, qui permet aux organismes étrangers de s'attacher sur le péritoine et d'y commencer une autre phase de développement.

Sécheyron (*loc. cit.*) considère que l'origine et le processus de la migration peut avoir lieu de trois façons :

1° par la voie sanguine,

2° par effraction des tuniques intestinales,

3° par rupture d'une vésicule fille d'un kyste abdominal du foie, de l'épiploon, du rein, etc.

Comment se produisent ceux des trompes?

Leur rareté est telle que nous n'osons nous prononcer pour une théorie plus que pour une autre.

Cependant, la migration sanguine est bien moins capable de faire comprendre l'introduction des échinocoques dans la cavité tubaire, que la pénétration directe par le pavillon.

Dans notre cas, l'épiploon contenait des kystes morts et atrophiés. Les trompes pouvaient être malades, dès avant la formation des néoplasmes épiploïques, et adhérer déjà au fond de la cavité pelvienne. Ce qui est certain, c'est que l'utérus, les ovaires et les ligaments larges étaient indemnes, la double tumeur étant exactement limitée à la cavité tubaire, énormément distendue et allongée. L'origine utérine de ces conduits était normale et fermée, ce qui nous oblige à admettre que la pénétration s'est plutôt faite par les pavillons tubaires, grâce à quelques hydatides filles échappées de l'épiploon.

Fréquence. — Il ressort de cette étude que notre cas de salpingite à hydatides est unique, puisque les 80 cas compulsés n'en parlent pas. Cela est-il absolument exact? Nous ne le pensons pas. L'observation LXXIII, de *Thierry*, semble peut-être absolue. En la lisant on peut douter. De même de l'observation XV due à *Puchelt* et peut-être celle de Cullingworth (Obs. LVII.) Nul doute que, dans d'autres cas malheureusement mal étudiés dans leur siège, vu la difficulté, la trompe n'ait dû être intéressée.

L'ordre de fréquence, dans les localisations organiques des échinocoques, suit l'ordre de vascularité des organes, ou du moins c'est là une idée reçue.

Le foie vient en première ligne en raison de sa situation ; il joue, en effet, le rôle d'un barrage sur le parcours de la circulation veineuse ; puis, viennent le poumon, le corps thyroïde, la moelle des os, la rate, les muscles, etc. — Les muqueuses n'occupent guère que le dernier rang par ordre de fréquence.

Quelle est la place occupée par les organes génitaux femelles dans cette nomenclature? Si l'on considère la structure exclusivement musculaire de l'utérus et des ligaments, ce serait la dixième.

R. Blanchard, se basant sur les observations recueillies « par Davaine, Boëker, Neisser, Finsen et Madelung », donne le tableau suivant des organes classés par ordre de fréquence de la localisation des hydatides : Foie. — Poumon. — Rate. — Plèvre, appareil circulatoire. — Cavité cranienne. — Canal rachidien. — Rein. — Petit bassin. — Organes génitaux femelles et mamelles. — Organes génitaux mâles. — Os. — Face, orbite, bouche. — Cou. — Tronc et membres. — Péritoine et épiploon.

C'est donc en dixième rang que, d'après cet auteur, viendraient les hydatides des organes génitaux femelles. Et cependant il semble que la fréquence doive être plus grande si l'on considère que quelques-unes de ces tumeurs décrites occupaient les ligaments utérins, les os du bassin, les cloisons utéro-vésicales et utéro-rectales, et par conséquent des régions vasculaires et des tissus musculaires; si enfin on réfléchit que certaines d'entre elles n'étaient que des diverticules de tumeurs abdominales et même hépatiques.

Diagnostic. — Le diagnostic est généralement méconnu. M. Bouilly a pu l'établir chez une malade qui avait vomi des hydatides venant du poumon. M. Tillaux l'a fait dans un cas où il s'agissait d'un énorme kyste épiploïque, grâce au frémissement hydatique spécial, et, dans un cas, M. Terrillon l'a établi dans une autre région que l'abdomen, grâce au même signe. Tait met en doute la valeur du frémissement spécial aux hydatides. C'est souvent avec des kystes de l'ovaire, des abcès pelviens ou la grossesse extra-utérine que la confusion a été faite; mais plus souvent encore c'est avec des fibroïdes ou des fibro-kystes de l'utérus.

Dans les cas où les hydatides peuvent, grâce à une rupture spontanée de la poche dans une cavité naturelle en communication avec l'extérieur, s'écouler au dehors, il va sans dire que le diagnostic paraît devoir être assuré. Il en est de même si la nature de la tumeur a été révélée par une ponction exploratrice.

Les observations de Graily-Hewitt, Brill, Sczancer, Péan (mémoire de Sécheyron), qui ont trait à des kystes utérins, sont de ce nombre.

Il faut remarquer que, dans d'autres cas, la ponction positive, ou l'expulsion d'hydatides ayant permis de préciser la nature d'un premier néoplasme abdominal, on n'en a pas moins maintenu le diagnostic de kyste simple de l'ovaire relativement à une deuxième tumeur pelvienne coexistante. (Obs. de Thierry, LXXIII.)

Les hydatides des trompes peuvent-elles se révéler par des signes spéciaux?

La douleur excessive, dans notre cas, est-elle spéciale à cette localisation? On pourrait l'admettre étant connue la susceptibilité des trompes et les douleurs de la salpingo-ovarite. Bland-Sutton rappelle que les tumeurs hydatiques de l'abdomen ne donnent lieu à aucun symptôme douloureux, sauf dans les cas où elles suppurent, et ce sont alors les signes d'un abcès. Tout se borne à la déformation extérieure et aux signes fournis par la palpation. Il y a là une exagération. L'auteur préjuge de l'apparence puriforme du contenu de la poche à une véritable suppuration aiguë, tandis que cette transformation peut affecter un caractère parfaitement chronique.

Sans nul doute, toute lésion tubaire, compliquée d'inflammation adhésive intense avec l'intestin, l'épiploon, les ovaires et l'utérus, doit être fort douloureuse. Le fait que la douleur s'exagère beaucoup, au moment des règles, doit avoir une valeur diagnostique. Dans notre cas, pendant une période de huit à dix ans, il en a été ainsi.

Les modifications de la menstruation ne sont guère aisées à associer. Abondante au début, elle revient à la normale dans les dernières années, notamment après plusieurs cures aux eaux de Salies-de-Béarn.

Les troubles de compression ont été excessifs chez notre malade pendant la période de début. Il est à croire que la défécation et la miction ne se sont régularisées qu'après que la tumeur, de pelvienne, est devenue en partie abdominale, et que la douleur en même temps que les troubles menstruels se sont atténués.

Pronostic. — Lorsque les kystes hydatiques coïncident avec la grossesse, l'accouchement peut être considérablement gêné, comme dans les cas de Günsberg (in Sécheyron); dans les cas relatés par Porak plusieurs nécessitèrent l'opération césarienne.

Somme toute, nous devons considérer le pronostic comme grave sinon mortel, en cas que l'intervention n'ait pas lieu.

Le seul point intéressant est la mort du kyste qui peut se produire soit par inflammation du contenu, soit après une ponction suivie de suppuration, etc. La guérison s'ensuit naturellement si la malade ne succombe pas à des accidents septiques.

Ce qui étonne, c'est que la mort, survenue à la suite de ruptures de semblables tumeurs dans le péritoine, ne soit pas mentionnée. On sait cependant que le liquide des kystes hydatiques est particulièrement irritant. Il en faut conclure que tout se borne à la formation d'adhérences extrêmement épaisses.

Au demeuran,t la généralisation et la cachexie doivent être l'aboutissant fatal de l'affection.

Il faut noter cependant que la durée en est extrêmement ongue d'une façon générale, grâce à la lenteur du développement.

Dans notre cas, nous avons admis que le début remontait à douze ans, en nous fiant aux phénomènes douloureux révélés par la malade, mais rien ne prouve que le début ne fût antérieur. Dans la plupart des observations, c'est six, huit, dix, douze, quinze et vingt ans qui sont mentionnés, rarement moins de cinq à six ans.

Traitement. — La ponction semble donner des résultats déplorables. Hegar et Péan se prononcent contre elle. Freund a perdu deux malades par ce traitement. Siredey a perdu sa malade également (Obs. de Potocki). On ne peut invoquer les cas de guérison des petites tumeurs du vagin, ni celles de tumeur abdominale volumineuse, unique, pour juger cette méthode. L'extirpation est toujours dangereuse et fort pénible. L'ablation du sac entier dans le cas d'hydatides de l'épiploon a donné un cas de mort à Péan, qui ne l'a tentée qu'une fois; Olshausen a eu deux succès. Quelques chirurgiens préfèrent réséquer le grand épiploon au lieu d'énucléer le sac en entier. C'est la pratique de Thornton, de Rein, dont le mémoire nous a fourni des notes intéressantes.

Les kystes vaginaux peuvent être énucléés après ponctionnement, mais l'énucléation est préférable.

Quant aux tumeurs abdomino-pelviennes proprement dites, on peut accepter que l'opération la plus simple et la plus sûre est la laparotomie, suivie de l'ouverture de la poche, de son évacuation et de la marsupialisation. On fait ainsi une opération rapide et sûre.

Mais il faut, de toute nécessité, que la poche soit unique ou qu'il soit question de poches à diverticules communiquants.

Dans notre cas (Obs. LXXVIII), ce procédé n'eût donné qu'un mauvais résultat et n'était pas applicable raisonnablement. La disposition des circonvolutions tubaires l'eût rendu inefficace.

C'est donc l'énucléation entière du double kyste tubaire qui s'imposait.

Il est certain qu'une telle entreprise est hérissée de difficultés, et ceux qui connaissent la résistance des adhérences des kystes hydatiques nous comprendront. Ces adhérences sont en outre absolues, c'est-à-dire que pas un point de la tumeur n'y échappe et c'est là un de leurs caractères tout à fait singulier. Toutefois, elles étaient, dans notre cas, peu vasculaires, sauf aux points correspondants aux ligaments infundibulo-pelviens et à l'utérus.

Les ciseaux, les doigts, le thermo-cautère en viennent à bout, surtout quand l'opérateur sait exactement à quel genre de tumeur il a affaire. Ce n'est pas une notion à négliger, car on peut alors raser la tumeur et la décortiquer de l'ongle, centimètre par centimètre, sans se préoccuper d'autre chose que de ne pas ouvrir le kyste. Ceci nous est arrivé à la fin de l'opération et lorsque la tumeur était déjà hors du ventre, pour ainsi dire.

Nous aurions pu compléter l'opération par l'hystérectomie totale, mais c'était ajouter un tel traumatisme à celui que le cas comportait déjà qu'après une heure et demie d'efforts, nous nous sommes bornés à le ligaturer et à le pédiculiser dans l'angle inférieur de la plaie.

Nous ferons encore remarquer que l'opérateur doit surtout se préoccuper des uretères qui sont en quelque sorte disséqués par le kyste et souvent déplacés par la déviation subie par la vessie elle-même.

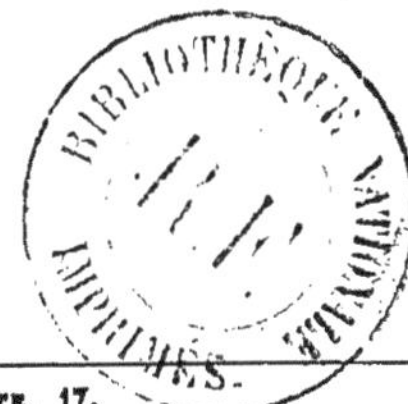

PARIS. — IMPRIMERIE F. LEVÉ, RUE CASSETTE, 17.

www.ingramcontent.com/pod-product-compliance
Ingram Content Group UK Ltd.
Pitfield, Milton Keynes, MK11 3LW, UK
UKHW020444220726
13923UKWH00005B/2328

9 782019 247744